AF234468

TRAITEMENT

DU

CATARRHE DE VESSIE

PAR

LES EAUX DE POUGUES

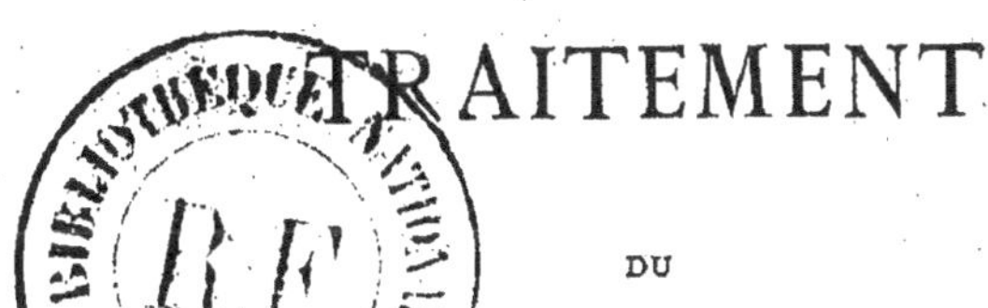

Hic fons cujus opem reges et fama salutem.
Laudavere, bibas, promet utramque tibi.
(CATHERINE DE MÉDICIS.)

PARIS

EDMOND ROUSSET ET Cᴵᴱ

IMPRIMEURS-ÉDITEURS

26, rue Cadet, 26. (Usine à Poissy, Seine-et-Oise.)

1879

TRAITEMENT

DU

CATARRHE DE VESSIE

PAR

LES EAUX DE POUGUES

Le *catarrhe de vessie* est une affection commune qui se présente à tous les âges de la vie et principalement vers l'âge moyen de 45 à 65 ans, plus fréquente chez l'homme que chez la femme. Néanmoins nous la rencontrons chez celle-ci et même chez les enfants.

Thompson, dans des leçons cliniques justement célèbres, combat cette dénomination de *catarrhe vésical* qu'il appelle malheureuse. « *Ce mot*, dit-il, *désespère les malades, parce que alors cette affection est regardée comme essentielle, pas susceptible de guérison et non comme un symptôme. Ce prétendu catarrhe n'est pas plus à lui tout seul une maladie que ne l'est l'hydropisie qui est le symptôme ou la conséquence d'autres affections auxquelles il faut la rattacher.* » Il voit la cystite chronique dans laquelle il distingue deux formes : la forme simple où on n'observe guère qu'une suractivité sécrétoire de la muqueuse vésicale, dont le produit se mêle à l'urine en quantité exagérée comme dans le coryza, et à côté de cette forme on en rencontre une autre dans laquelle le mucus présente des caractères particuliers, qui ont valu à l'affection le nom de *catarrhe de vessie*.

Dans cette forme, lorsque l'on veut transvaser l'urine du malade, on voit d'abord s'écouler l'urine proprement dite, puis survient un magma glaireux et collant qui finit par s'ébranler en masse. Cette matière acquiert sa consistance par le repos. Le patient peut en rendre un litre et même plus par jour. Suivant Thompson, de toutes les conditions qui occasionnent cette affection, la plus commune et la plus ignorée, c'est l'impuissance de la vessie à se vider entièrement de son contenu, soit en raison de l'atonie de ses parois, soit par l'effet d'une obstruction prostatique que l'on rencontre fréquemment depuis l'âge de 55 ans à celui de 65. Telle est la cause la plus fréquente de ce prétendu catarrhe de vessie et la première chose à faire pour le traitement, c'est de vider soigneusement la vessie 1, 2, 3, 4 fois par jour à l'aide du cathétérisme. Maintenant il se présente des vessies cloisonnées à ampoule que le cathétérisme ne peut entièrement vider, parce qu'une certaine quantité d'urine séjourne dans ces bas-fonds ; il faut alors rincer la vessie à l'aide d'injection tiède faite au moyen de la sonde.

Toutefois, Thompson reconnaît qu'il existe encore d'autres moyens capables de modifier la sécrétion urinaire et d'arriver ainsi à un lavage interne qui peut modifier cet état de la vessie. Il préconise ainsi plusieurs moyens tels que les tisanes diurétiques, la thérébentine, le copahu, le cubébe, les alcalins capables de neutraliser les acides en excès. Il emploie surtout ce qu'il appelle la liqueur de potasse qui se compose d'eau, 400 grammes, potasse 50 et chaux vive, 25 grammes, à laquelle il ajoute la jusquiame comme calmant. Il n'aime pas les acides pour diminuer l'alcalinité des urines et n'a aucune confiance dans l'eau de Vichy à laquelle il préfère la liqueur de potasse. Il ajoute des bains et un régime approprié ;

tel est le traitement employé par ce célèbre chirurgien.

Nous ne pouvons pas néanmoins rejeter ce nom de *catarrhe de vessie* qui exprime une série de symptômes bien connus et définis. Sur le continent surtout, tous les praticiens le reconnaissent comme réel et formant un cadre nosologique. Il est vrai que sous cette dénomination de *catarrhe vésical* souvent se trouvent comprises plusieurs affections distinctes par leur siége, peut-être même leur nature, mais néanmoins réunies par un lien commun. Ainsi nous y voyons des *affections vésicales, irritation des reins* qui produit du pus, autrement des *pyélites, pus qui vient mêler aux urines* et irriter les urétères, les parois de la vessie, produire l'inflammation de la muqueuse vésicale et amener une *inflammation catarrhale,* si l'on veut, puisqu'il est convenu que l'irritation des muqueuses, leur inflammation prend le nom de catarrhe.

Pourquoi donc ne dirait-on pas *catarrhe vésical* comme on dit catarrhe nasal, par exemple ? Que l'atonie de la vessie ou l'obstacle prostatique force l'urine à séjourner dans la vessie où elle se décompose et arrive ainsi à irriter cet organe et produise le catarrhe ! cette idée est très-juste, il faut certainement lever l'obstacle par le cathétérisme en donnant issue à cette urine décomposée; mais il faut malgré cela s'efforcer de modifier la surface de cette vessie, des urétères, des reins et nous pensons que *l'eau de Pougues contribue puissamment à produire cet effet par sa composition. Cette eau se rapproche en effet beaucoup de l'eau de potasse tant vantée par Thompson.*

Si nous y joignons des bains, des douches générales, des bains de siége à eau courante, qui m'ont paru toujours agir puissamment sur l'atonie de vessie, et même souvent sur l'engorgement prostatique, nous avons sur cette affection des effets puissants que j'ai constatés maintes fois depuis 15 ans que je pratique la médecine à Pougues.

A l'appui de mon assertion, je viens présenter un certain nombre d'observations prises dans les nombreux faits que j'ai réunis. Nous y trouverons des observations de tous genres : *catarrhes simples, catarrhes produits par des recherches et opérations faites dans la vessie, pyélites venant des reins et s'étendant à la vessie, catarrhes produits par l'engorgement prostatique signalé à juste titre par Thompson.* Peu de traitements ont aussi bien réussi, je crois, dans cette affection si tenace et si difficile à guérir.

OBSERVATIONS.

1.—M. P., âgé de 62 ans, d'un tempérament bilieux, éprouvé par de grands chagrins est atteint depuis longtemps d'un rétrécissement de la région prostatique de l'urètre, qu'il traite par l'introduction de bougies. Depuis 7 mois, il a en plus un catarrhe vésical intense, qui se traduit par des douleurs très-pénibles dans la région vésicale, des envies très-fréquentes d'uriner, qui ne lui laissent en quelque sorte pas de repos la nuit, et l'émission d'une urine, épaisse, floconneuse, laissant déposer une très grande quantité de mucopus. L'état général est déplorable ; le teint est jaune, la fièvre presque continue, l'amaigrissement très prononcé et la nutrition se fait fort mal. M. P. arrive ainsi à Pougues au mois de juillet 1867 dans un état effrayant, portant en outre à la région périnéale une tumeur qui prend successivement du développement et se termine par un abcès urineux que je fus forcé d'ouvrir. Cet abcès avait été, à mon avis, déterminé par des tentatives d'introduction de la bougie qui avait fait une fausse route.

Je fus obligé de tenir au lit le malade pendant la première partie de son séjour à Pougues. Il faisait néanmoins usage de l'eau comme boisson à faible dose et progressivement croissante. Cette médication produisit une très-grande amélioration dans le catarrhe vésical. Les urines s'éclaircirent, s'améliorèrent rapidement, les douleurs vésicales s'apaisèrent. Une fistule urinaire, qui s'amoindrit progressivement, persista à la suite de l'abcès et n'empêcha pas le malade de suivre un traitement plus actif, d'aller prendre à l'établissement des bains entiers et des bains de siége à eau courante. Je vis ainsi progressivement disparaître le catarrhe et en même temps les forces revenir. Enfin, M. P. quitta Pougues après trente jours, dans un état fort satisfaisant, *guéri de son catarrhe*, portant encore néanmoins une légère fistule qui, lors de l'émission des urines n'en laissait écouler qu'une très faible quantité, fistule dont il a dù se faire traiter ultérieurement.

2. — M. V., âgé de 69 ans, constitution robuste, affaibli par l'âge. Graveleux depuis 15 ans, a fini par avoir la pierre et a été lithotritié par Nelaton ; à la suite de l'opération, catarrhe de vessie avec atonie de cet organe, il a été à Evian sans obtenir de résultat satisfaisant, et a de là peine à uriner, par suite de l'atonie de la vessie, rend des urines albumineuses troubles, odorantes, ammoniacales, renfermant beaucoup de mucus épais et filant. — Après huit jours de traitement consistant en : eau prise en boisson, bains généraux, bains de siége à eau courante, les urines deviennent claires, les besoins d'uriner se font sentir beaucoup moins souvent, l'amélioration se prononce de plus en plus, la santé générale se raffermit et le malade quitte

Pougues *tout à fait rétabli* ; le teint est bon, la santé générale est excellente.

3. — M. B., 38 ans, prêtre français, exerçait son ministère à New-York ; tempérament sanguin, un peu lymphatique, porté à l'embonpoint. A la suite de prédications et de fatigues prolongées, il est pris d'une affection de l'appareil urinaire. Cystite, engorgement de la prostate, grand amaigrissement, urines très-chargées de mucus, renfermant même des débris d'épithélium, envies très-fréquentes d'uriner, il est obligé de se lever toutes les heures la nuit ; — boisson, bains, douches générales, bains de siéges, — les urines s'éclaircissent, émission moins fréquentes, cessation des douleurs, *très-prompte amélioration, guérison*.

4. — M. K., 66 ans, constitution affaiblie, écoulement urétral dans sa jeunesse, rétrécissement ; depuis 2 ans catarrhe vésical, atonie de la vessie, douleurs du côté du col de la vessie, besoins fréquents d'uriner, urines muqueuses, épaisses, ammoniacales. Traitement : boisson, bains généraux, douches générales, bains de siége ; — les urines deviennent claires, cessent d'étre ammoniacales, les besoins d'uriner ne se font plus incessamment sentir, *état général amélioré, fortifié*.

5. — M. R., 53 ans, professeur, vie sédentaire, atonie de vessie avec catarrhe vésical, malade depuis 4 à 5 ans, rend ses urines avec difficulté ; elles sont très-troubles, muqueuses ; même traitement. A son départ, il urine convenablement un *liquide clair et limpide*.

6. — M. D., 64 ans, colonel en retraite, graveleux, a rendu du sang dans ses urines, qui sont troubles, muqueuses, ne peut uriner que difficilement et avec douleur ; — même traitement ; *fortifié, urine facilement*, et depuis longtemps n'avait éprouvé une amélioration semblable.

7. — M. F., âgé de 57 ans, incontinence d'urine

depuis 7 à 8 mois, besoin fréquent d'uriner, surtout la nuit, urines muqueuses, langue rouge sèche, grande irritation. Traitement : boisson, bains généraux, bains de siége à eau courante ; — l'amélioration se prononce rapidement, *les urines deviennent claires et les besoins fréquents d'uriner disparaissent.*

8. — M. A., 62 ans, catarrhe vésical avec ténesme du col. L'affection est venue à la suite d'occupations sédentaires; — urines troubles, muqueuses avec besoin très fréquent d'uriner. Boisson, bains généraux, bains de siége ; *les urines deviennent claires avec cessation de ce besoin fréquent d'uriner,* et le ténesme du col s'amende.

9. — M. P., 45 ans, constitution autrefois robuste, très-affaibli ; depuis 15 mois catarrhe de vessie, besoins fréquents d'uriner qui ne peuvent être satisfaits qu'avec difficulté ; urines épaisses, odorantes, quelquefois un peu sanguinolentes, douleur dans la verge en urinant; existe-t-il un rétrécissement ? Le malade prétend que non. Les urines sortent avec un jet normal, région vésicale un peu sensible à la pression, urines légèrement alcalines, muqueuses très-abondantes, un peu rougeâtres, amaigrissement. — Boisson, bains généraux, bains de siége, douches générales, *le catarrhe vésical disparaît et les besoins d'uriner redeviennent normaux.*

10. — M. C., 51 ans, créole de Martinique, constitution nerveuse, malade depuis 14 ans; rétrécissement traité par les bougies à la Martinique et à la maison de santé ; obligé de vider sa vessie 2 fois par jour, engorgement prostatique. La nuit, le besoin d'uriner se fait sentir toutes les heures, il rend des urines très-chargées, muqueuses, douleur dans la région de la vessie et la région prostatique, troubles digestifs, amaigrissement consécutif. Boisson, bains, bains de siége, douches écossaises; amélioration rapide, *fortifié, les*

*souffrances vésicales disparaissent ainsi que le catar-*rhe, les urines deviennent claires, ne laissant après long repos qu'un très-léger dépôt muqueux.

11. — M. J., 58 ans, constitution robuste, rétrécissement du canal de l'uréthre qu'il a fallu dilater. Urines épaisses, muqueuses, douleur dans la vessie, besoins fréquents d'uriner. Traitement comme les précédents, les urines deviennent claires ; *les besoins incessants de sécrétion et les douleurs vésicales disparaissent.*

12. — Mme G., âgée de 41 ans, constitution nerveuse ; à la suite de couches il y a 15 ans, elle fut prise d'un catarrhe de vessie qu'elle a traité en vain à Vichy, à Contrexéville ; elle a en même temps de la gravelle et des douleurs de reins. Son catarrhe est caractérisé par des besoins fréquents d'uriner, des douleurs vésicales et l'émission d'urines troubles sédimenteuses, sensibilité de la région vésicale à la pression. — Traitement : boisson, bains généraux, bains de siége à eau courante, douches générales ; *les urines deviennent claires, les douleurs cessent ainsi que les besoins fréquents d'uriner.* — Amélioration considérable.

13. — M. C., 22 ans, souffre de la vessie depuis 28 mois, envies fréquentes d'uriner, douleurs vésicales, urines troubles muqueuses. — Amélioration très-rapide et *guérison.*

14. — Mlle A., 30 ans, constitution délicate, depuis un an environ douleurs néphrétiques, rend du sable, puis surviennent des douleurs vésicales, envie d'uriner toutes les dix minutes, urines troubles, déposant du mucus épais, grande faiblesse, anémie. — Traitement : boisson, bains, bains de siége, etc. *Cessation des besoins fréquents d'uriner et des douleurs vésicales, urines claires.*

15. — M. M., 56 ans, *diabète et catarrhe vésical*

très abondant en 1848, hématurie à la suite de voyages. En 1853, gravelle, se rend à Contrexeville, avec une affection du côté du rein droit, devient diabétique, rend 50 à 60 grammes de sucre par litre d'urine, de plus. douleurs vésicales internes avec envies fréquentes d'uriner, urines présentant beaucoup de mucosités. Sous l'influence du traitement le sucre disparaît, puis les urines d'abord alcalines et ammoniacales, deviennent neutres, s'éclaircissent, les mucosités disparaissent, et *les urines deviennent tout à fait normales.*

16. — M. le Comte de F., 61 ans, très-robuste, une vessie très-irritable, a éprouvé des hématuries, urines muqueuses, troubles. Bains généraux, douches générales, bains de siége à eau courante, boisson; les urines deviennent claires et nettes, *guérison complète.*

17. — M. D., âgé de 49 ans, ancien militaire qui a abusé des liqueurs alcooliques, est malade depuis 10 ans, douleurs de vessie, urines troubles, sédimenteuses. Boisson, bains généraux, bains de siége ; *les urines deviennent claires sans sédiment et le malade n'éprouve plus aucune souffrance.*

18. — M. L., 60 ans, constitution lymphatique, malade depuis 18 mois, envies fréquentes d'uriner, douleurs vésicales, urines très-épaisses. Sous l'influence du traitement, *les urines s'éclaircissent, les douleurs cessent* et le malade part, présentant l'état le plus satisfaisant.

19. — M. C., 29 ans, très-nerveux, difficulté d'uriner, douleur aiguë dans la vessie, urines très-chargées d'urates et muqueuses. Sous l'influence du même traitement, tout rentre dans l'ordre, *les douleurs et les besoins fréquents cessent, les urines deviennent limpides.*

20. — M. le général M., âgé de 45 ans, à la suite de campagnes nombreuses, engorgement prostatique, difficulté d'uriner, douleurs vésicales, urines

sédimenteuses, très-épaisses. Grande amélioration par le traitement, *les urines s'éclaircissent.*

21. — M. F., 60 ans, a été opéré de la taille 4 ans auparavant, douleurs vésicales, urines épaisses rougeâtres, mucus abondant. — A la suite du traitement, *urines devenues claires, cessation de douleurs,* très-léger dépôt muqueux, très-grande amélioration.

22. — M. G., 33 ans, tempérament lymphatique ; à la suite d'une fièvre typhoïde, souffrance dans la vessie, catarrhe très-prononcé, urines épaisses, muqueuses. — *Le traitement amène une guérison complète de cette affection qui durait depuis longtemps.*

23. — M. B. a été très-éprouvé par les fatigues de l a campagne de 1870-1871 ; cystite consécutive, catarrhe vésical, émissions douloureuses et continuelles d'urines épaisses, sédimenteuses ; affaiblissement général consécutif. — *Les urines s'éclaircissent, les douleurs et les besoins d'uriner disparaissent.*

24. — M. M., 36 ans, à la suite de grands froids, douleurs dans le bas-ventre, pesanteur dans la vessie, difficulté d'uriner, urines épaisses, muqueuses. — *Le traitement éclaircit les urines et fait cesser les douleurs.*

25. — M. F., 59 ans, calculs vésicaux, lithotritie ; à la suite catarrhe vésical intense, urines blanches épaisses, très-chargées de mucopus, forcé d'uriner très-souvent, douleurs vésicales. — *Le traitement fait cesser tous ces symptômes.*

26. — M. D., 67 ans, opération de lithotritie, à la suite catarrhe vésical intense, urines épaisses et incontinence d'urine très-gênante. — *Le traitement éclaircit les urines et fait cesser l'incontinence d'urine.*

27. — M. D., 65 ans, constitution détériorée, hématurie et incontinence d'urine ; l'abus du café, de l'eau-

de-vie paraissent être en partie cause de cette affection. — *Le traitement fait cesser les accidents.*

28.—M.M.,27 ans, constitution délicate, à la suite d'un rétrécissement, catarrhe vésical, souffrances de vessie, envies très-fréquentes d'uriner, liquide trouble déposant beaucoup de mucus. — *L'affection disparaît sous l'influence du traitement.*

29. M. D., 76 ans, constitution délicate, nerveuse, atteint depuis 10 mois d'un catarrhe vésical qui produit chez lui de très-grandes souffrances ; rétention d'urine, ne peut uriner que goutte à goutte, engorgement prostatique, urines très-troubles, muqueuses.— Sous l'influence du traitement *les urines s'éclaircissent, très-grande amélioration, avec diminution de l'engorgement de la prostate.*

30.—M. H.,76 ans, ancien graveleux, et à la suite cystite aiguë et catarrhe vésical intense. — Amélioration très-rapide et *guérison du catarrhe.*

31.—M. M., 54 ans, a un catarrhe vésical intens depuis la guerre (3 ans) ; il est obligé de se sonder souvent, urines épaisses présentant un sédiment abondant de phosphate ammoniaco-magnésien, faiblesse générale, très-abattu. — Sous l'influence du traitement *il voit revenir ses forces* et *disparaître tous les accidents.*

32. — M. B., officier de marine, malade depuis 18 mois, a fait beaucoup de traitements ; urines catarrhales très-épaisses. — Le traitement amène d'abord une légère recrudescence, qui est remplacée par une grande amélioration et *une disparition à peu près complète de l'affection.*

33. — M. l'abbé B., grandes fatigues physiques et morales ; grand affaiblissement, amaigrissement, polyurie abondante avec catarrhe, sans albumine ni glucose, — *part très-bien rétabli et la polyurie disparue.*

33. — M. G., 60 ans, malade depuis 4 ans, affai-

blissement, digestions difficiles, souffre du côté de la vessie, difficultés dans l'émission des urines, urines épaisses, muqueuses, ammoniacales. Amendement très-prompt par le traitement; *urines claires, cessation des douleurs.*

35. — M. G., 57 ans, depuis longtemps rend des urines muqueuses, qui parfois viennent obstruer le canal ; pas de souffrance dans les reins, mais seulement dans la vessie. Urines neutres, presque alcalines, présentant un dépôt muqueux très-abondant. Le traitement produit une amélioration très-marquée, *les souffrances disparaissent et les urines sont à peu près claires.*

36. — M. L., âgé de 62 ans, malade depuis 15 ans, d'yspepsie flatulente, catarrhe vésical avec engorgement prostatique qui rend la sécrétion difficile, de plus souffrance vésicale.— Le traitement le fait bien digérer, *les urines deviennent claires et les souffrances vésicales cessent.*

37. — Mme X., 69 ans, a eu la gravelle, avec coliques néphrétiques assez intenses et arrive à Pougues, présentant des urines sanguinolentes et purulentes sans albumine ; les urines sont très-chargées, elles s'éclaircissent et *le pus disparaît ainsi que les souffrances de la vessie.*

38. — M. G., 41 ans, conducteur de train, a eu des rhumatismes et éprouvé beaucoup de fatigues ; depuis 2 ans cystite purulente, et a uriné du sang deux fois pendant trois semaines ; aujourd'hui rend seulement du pus, mais très-abondamment. Souffre dans les deux reins, dans la vessie, a rendu une fois de la gravelle. — Le traitement produit chez lui un effet très-remarquable ; *le pus disparaît* les urines présentent seulement un léger catarrhe, *qui finit par disparaître et le malade guérit complètement* ; cette guérison paraît excessivement remarquable aux mé-

decins du chemin de fer de l'Est qui me l'avaient
adressé.

39. — M. L., 69 ans, gravelle, catarrhe de vessie
à la suite d'une opération de lithotritie ; envies très-
fréquentes d'uriner. Urines filantes présentant un
dépôt muqueux très-abondant ; souffre beaucoup. —
Le traitement modifie profondément le catarrhe, il
fait disparaître les souffrances de la gravelle ; enfin
le malade quitte Pougues *fortifié et dans l'état le plus
satisfaisant.*

40. — M. N., 76 ans, ancien magistrat, a subi successivement à plusieurs années d'intervalle trois opérations de lithotritie. A la suite de la dernière il est
atteint d'un catarrhe vésical intense ; beaucoup de
souffrance dans la vessie, envies continuelles d'uriner et urines ammoniacales, infectes, excessivement
chargées ; grand affaiblissement général. — Le traitement modifie promptement cet état local et général.
*Les forces reviennent, les urines deviennent claires
et limpides et toute douleur vésicale disparaît.* L'an-
née suivante, M. N. revient à Pougues par recon-
naissance, dit-il, et, en effet, son état local et général
ne laisse rien à désirer.

CONCLUSIONS

Le traitement semble parfois exagérer le catarrhe
vésical, mais ce premier effet cesse bientôt pour faire
place à une amélioration continue et la guérison se
produit.

L'eau de Pougues, en modifiant la sécrétion urinaire,
en rendant l'urine à la fois plus abondante et plus limpide, produit dans les reins et la vessie un lavage

qui tend à apaiser l'irritation chronique, cause du catarrhe.

De plus, par son action tonique et reconstituante, elle produit une modification générale, facilitant la digestion et apportant dans le sang des principes réparateurs.

Certaines eaux alcalines ne pourraient pas être prises impunément en trop grande quantité pour produire ce lavage parfois nécessaire ; il serait à craindre que l'on produisît chez ces malades déjà débilités un état d'atonie qui déprimerait les forces. On peut au contraire forcer la dose de l'eau de Pougues sans craindre de produire cet état de cachexie qui est souvent le résultat des eaux alcalines sodiques. En effet, tonique et fortifiante, à base de chaux et de fer, Pougues peut être prise en assez grande quantité sans aucun inconvénient, bien que généralement ce besoin ne se fasse pas sentir. *Habituellement on produit un effet salutaire sans forcer les doses et on guérit ainsi les catarrhes vésicaux les plus anciens et les plus rebelles.*

Dr LOGERAIS,

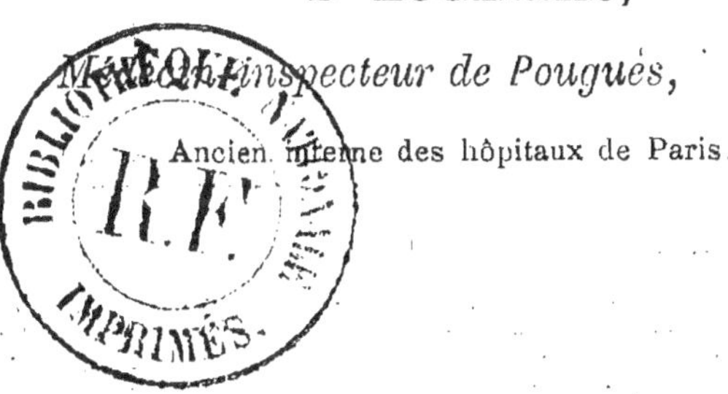

Médecin-Inspecteur de Pougues,

Ancien interne des hôpitaux de Paris.